BEI GRIN MACHT SICH IHR WISSEN BEZAHLT

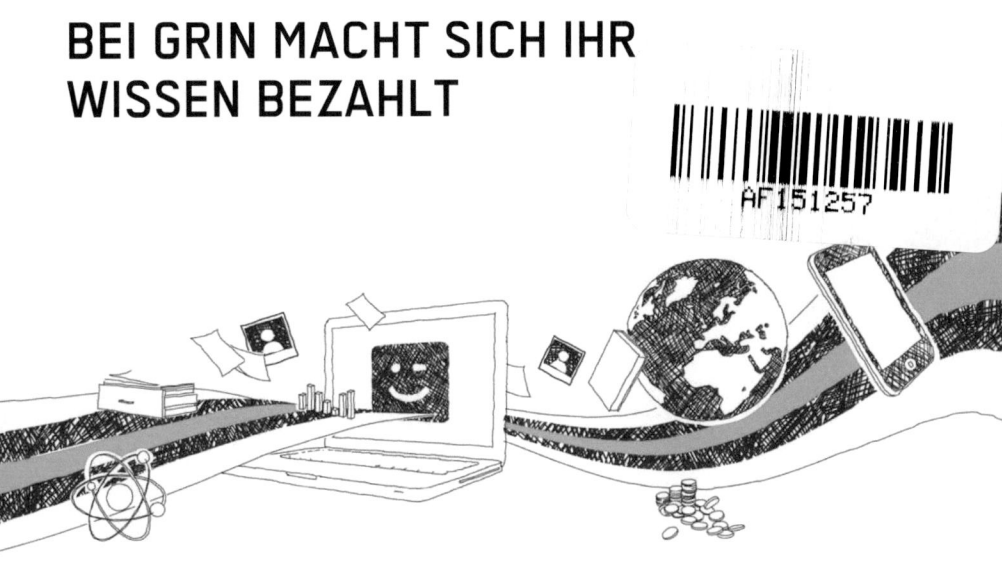

- Wir veröffentlichen Ihre Hausarbeit,
  Bachelor- und Masterarbeit

- Ihr eigenes eBook und Buch -
  weltweit in allen wichtigen Shops

- Verdienen Sie an jedem Verkauf

Jetzt bei www.GRIN.com hochladen und kostenlos publizieren

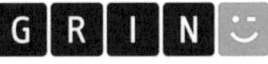

Ralf Hirmke

Überblick über Medizinische Versorgungszentren

GRIN Verlag

Bibliografische Information der Deutschen Nationalbibliothek:

Die Deutsche Bibliothek verzeichnet diese Publikation in der Deutschen National-
bibliografie; detaillierte bibliografische Daten sind im Internet über http://dnb.d-
nb.de/ abrufbar.

Impressum:

Copyright © 2005 GRIN Verlag GmbH
Druck und Bindung: Books on Demand GmbH, Norderstedt Germany
ISBN: 978-3-638-75162-9

Dieses Buch bei GRIN:

http://www.grin.com/de/e-book/52191/ueberblick-ueber-medizinische-versorgungs-
zentren

GRIN - Your knowledge has value

Der GRIN Verlag publiziert seit 1998 wissenschaftliche Arbeiten von Studenten, Hochschullehrern und anderen Akademikern als eBook und gedrucktes Buch. Die Verlagswebsite www.grin.com ist die ideale Plattform zur Veröffentlichung von Hausarbeiten, Abschlussarbeiten, wissenschaftlichen Aufsätzen, Dissertationen und Fachbüchern.

Besuchen Sie uns im Internet:

http://www.grin.com/

http://www.facebook.com/grincom

http://www.twitter.com/grin_com

MVZ

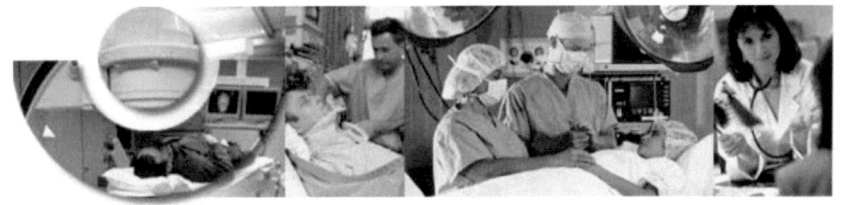

Überblick über

„Medizinische Versorgungszentren"

Seminararbeit

von

Ralf Hirmke

Gesundheitsmanagement

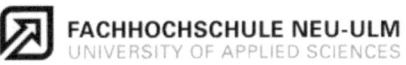 FACHHOCHSCHULE NEU-ULM
UNIVERSITY OF APPLIED SCIENCES

6. Semester – Dezember 2005

Gliederung

Abkürzungsverzeichnis

AG	-	Aktiengesellschaft
BGB	-	Bürgerliches Gesetzbuch
DDR	-	Deutsche Demokratische Republik
DRG	-	Diagnosis Related Groups
EBM	-	Einheitlicher Bewertungsmaßstab
EuGH	-	Europäischer Gerichtshof
f & w	-	führen und wirtschaften im Krankenhaus
GKV	-	Gesetzliche Krankenversicherung
GmbH	-	Gesellschaft mit beschränkter Haftung
GbR	-	Gesellschaft bürgerlichen Rechts
GMG	-	Gesundheitsmodernisierungsgesetz
HNO	-	Hals-, Nasen-, Ohren(-arzt, -abteilung usw.)
IGeL	-	Individuelle Gesundheitsleistungen
KG	-	Kommanditgesellschaft
MVZ	-	Medizinisches Versorgungszentrum
OHG	-	Offene Handelsgesellschaft
Reha	-	Rehabilitation
SGB	-	Sozialgesetzbuch

1. Charakterisierung des Medizinischen Versorgungszentrums

1.1. Einleitung

Die Einführung des Medizinischen Versorgungszentrums (MVZ) hat für viel Diskussion gesorgt. So stellte sich kurz nach Inkrafttreten des Gesundheitsmodernisierungsgesetzes Anfang 2004 heraus, dass es berufs- und vertragsarztrechtlichen Klärungsbedarf auf ärztlicher Seite gibt, um die Lücken des Gesetzes zu füllen und Fragen zur Gründung und Zulassung eines MVZ zu beantworten.

Es bedurfte der Abstimmung und Klärung vieler Fragen mit den Zulassungsausschüssen und es war notwendig, die ersten Erfahrungen am Markt zu sammeln und daraus die entsprechenden Schlüsse zu ziehen[1].

In der folgenden Seminararbeit habe ich versucht die Thematik „Medizinische Versorgungszentren" näher zu beleuchten und die Veränderungen speziell für Krankenhäuser durch die Option MVZ herauszuarbeiten.

1.2. Definition nach § 95 SGB V

Siebter Titel

Voraussetzungen und Formen der Teilnahme von Ärzten und Zahnärzten an der Versorgung:

§ 95 SGB V

Teilnahme an der vertragsärztlichen Versorgung

(1) An der vertragsärztlichen Versorgung nehmen zugelassene Ärzte und zugelassene medizinische Versorgungszentren sowie ermächtigte Ärzte und ermächtigte ärztlich geleitete Einrichtungen teil. Medizinische Versorgungszentren sind fachübergreifende ärztlich geleitete Einrichtungen, in denen Ärzte, die in das Arztregister nach Absatz 2 Satz 3 Nr. 1 eingetragen sind, als Angestellte oder Vertragsärzte tätig sind. Die medizinischen Versorgungszentren können sich aller zulässigen Organisationsformen bedienen; sie können von den Leistungserbringern, die auf Grund von Zulassung, Ermächtigung oder Vertrag an der medizinischen Versorgung der Versicherten teilnehmen, gegründet werden.

---

[1] Vgl. Hohmann/ Klawonn (2005), S. V

Die Zulassung erfolgt für den Ort der Niederlassung als Arzt oder den Ort der Niederlassung als medizinisches Versorgungszentrum (Vertragsarztsitz)[2].

Näheres über Zulassung, Ermächtigung usw. steht ebenfalls im § 95 SGB V in den Absätzen 2 bis 13.

1.3. Begriffsbestimmung Medizinisches Versorgungszentrum

Medizinische Versorgungszentren sind neue rechtliche Gebilde, die auf Grund des GMG zum 01. Januar 2004 als neue Leistungserbringer in die vertragsärztliche Versorgung eingeführt wurden.

Ein MVZ ist eine zugelassene fachübergreifende ärztliche geleitete Einrichtung als neuer Leistungserbringer-Typ im SGB. In ihr können neben angestellten Ärzten auch freiberufliche Vertragsärzte tätig sein.

Fächerübergreifende Tätigkeit bedeutet, mindestens eine versorgungszielübergreifende Zweckausrichtung (zum Beispiel: 1 Gynäkologe & 1 Radiologe). Die Zulassung eines MVZ zur vertragsärztlichen Versorgung, wie auch die Genehmigung zur Anstellung von Ärzten, erfolgt auf Antrag durch den Zulassungsausschuss für Ärzte, der für den Ort der Betriebsstätte zuständig ist. Wie auch Ärzte einer Gemeinschaftspraxis, arbeiten Ärzte in einem MVZ an einem gemeinsamen Praxissitz. Unter Betriebsstätte oder Praxissitz wird dabei nicht etwa der Planungsbereich oder die politische Gemeinde/Stadt verstanden, sondern eine konkrete Adresse. Ärzte, die ihre Tätigkeit nicht am Ort des MVZ ausüben, gelten daher nicht als Ärzte des MVZ, sondern können nur mit dem MVZ kooperieren (ähnlich einer Praxisgemeinschaft). Sie bleiben dabei selbstständige Berufsausübungseinheiten. Ein im MVZ tätiger Vertragsarzt kann nicht gleichzeitig im MVZ und in einer Einzelpraxis tätig sein. Dasselbe gilt für angestellte Ärzte mit einer weiteren Tätigkeit in einem Krankenhaus[3].

1.4. Ursprung der Idee der Medizinischen Versorgungszentren

Während des Ärztestreiks in Deutschland 1926/27 gründeten die gesetzlichen Krankenkassen Ambulatorien und Polikliniken. Dort stellten sie Ärzte als Streikbrecher ein. In der Auseinandersetzung ging es darum, dass die Ärzte die gesetzliche Krankenversicherung nicht mehr anerkannten.

---

[2] Vgl. Sozialgesetzbuch V

[3] Vgl. Hohmann/ Klawonn (2005), S. 1

Sie wollten direkt vom Patienten bezahlt werden.

In der DDR waren die Polikliniken tragende Säulen der ambulanten Versorgung. In den Polikliniken praktizierten mehrere angestellte Ärzte unter einem Dach. Bis 1989 gab es etwa 1.650 Polikliniken in der DDR.

Mit der Wiedervereinigung wurde die medizinische Versorgung in den neuen Bundesländern nach dem westdeutschen Modell der Vertragsarztpraxen organisiert. Für die verbliebenen Polikliniken wurden speziell in Berlin und Brandenburg Modelle zum Erhalt dieser ambulanten Versorgungsform erarbeitet.

Im Jahr 2002 bekamen die Medizinischen Versorgungszentren die rechtliche Möglichkeit zur Aufnahme neuer Ärztinnen und Ärzte.

Infolge des GKV-Modernisierungsgesetztes vom 14.11.2003 können seit dem 01.01.2004 neben Vertragsärzten und ermächtigten Ärzten auch MVZ an der ambulanten Versorgung der gesetzlich Krankenversicherten teilnehmen[4].

2. Strukturen des Medizinischen Versorgungszentrums

2.1. Gründer eines Medizinischen Versorgungszentrums

Gründer kann jeder sein, der auf Grund eigener Zulassung, Ermächtigung oder aufgrund eines Vertrages an der medizinischen Versorgung der GKV-Versicherten teilnimmt. Im SGB V sind folgende Personen und Einrichtungen aufgezählt:

• Ärzte	§ 72
• Krankenhäuser	§§ 107, 108
• Apotheken sowie auch Krankenhausapotheken	§§ 129, 129a
• Physiotherapeuten	§ 95 Abs. 1, Satz 3
• Vorsorge- und Rehabilitationseinrichtungen	§ 111
• Heil- und Hilfsmittelerbringer	§§ 124, 126
• Personen der Haushaltshilfe	§ 132
• Häusliche Krankenpflege	§ 132a
• Sozialtherapeuten	§ 132b
• Krankentransportunternehmen	§ 133
• Freiberufliche Hebammen	§ 134

---

[4] Vgl. www.die-gesundheitsreform.de

Diese Leistungserbringer sind zur Gründung eines MVZ berechtigt. Pharmazeutische Unternehmer und Managementgesellschaften sind zwar ebenfalls im SGB V genannt, ihnen fehlt aber die Eigenschaft eines Leistungserbringers, da sie keine selbstständige Leistung gegenüber den Versicherten der GKV erbringen. Sie sind demzufolge nicht zur Gründung berechtigt. Das gilt ebenso für Kassenärztliche Vereinigungen und Krankenkassen[5].

Wichtig ist, dass die ärztliche Leitung des MVZ nach dem SGB V von einem Arzt übernommen wird. Diese Anforderung soll gewährleisten, dass der im MVZ arbeitende Arzt seine Tätigkeit in Einklang mit seiner Berufspflicht ausüben kann und hinsichtlich seiner ärztlichen Entscheidungen keine Weisung von Nichtärzten annehmen muss[6]. Dies ist durch Arbeits- oder Kooperationsverträge sicherzustellen[7].

2.2. Zulässige Rechtsformen

In welcher Rechtsform das MVZ betrieben werden soll, hängt von dem jeweiligen Tätigkeitsumfang ab. Aus praktischen Erwägungen und Gründen der Haftungsbeschränkung wird allerdings die GmbH favorisiert.

Nach § 95 Abs. 1 Satz 3 SGB V können sich medizinische Versorgungszentren aller zulässigen Organisationsformen bedienen. Damit könnte das MVZ also auch als GmbH oder GbR betrieben werden. Als weitere Rechtsform könnten grundsätzlich in Betracht kommen:

Körperschaften:

- Kapitalgesellschaften (z.B. GmbH, AG oder Private Limited Company)
- Genossenschaften
- Vereine

Personengesellschaften:

- Handelsgesellschaften (OHG oder KG)
- GbR

Sonstige Rechtsformen:

- Partnergesellschaften

---

[5] Vgl. www.123recht.net
[6] Vgl. das Krankenhaus, S. 865
[7] Vgl. Kuhlmann (2004), S. 14

7

Das medizinische Versorgungszentrum kann also als Einzelfirma, BGB-Gesellschaft, Verein, Institut, GmbH oder kleine AG betrieben werden. Schlüsselbegriff hierbei ist die Auslegung des Begriffes der ärztlichen Praxis. Unter ärztlicher Praxis wird alles verstanden, was die gegenständliche personelle Grundlage der Tätigkeit des in freier Praxis tätigen Arztes bei der Erfüllung seiner Aufgaben bildet. Versorgungszentren fallen deshalb nicht unter den Begriff einer „ärztlichen Praxis"[8].

Laut Deutscher Krankenhausgesellschaft kommt die Rechtsform der OHG und die KG nicht in Frage, da das MVZ kein Handelsgewerbe betreibt[9].

Da die Findung einer geeigneten Rechtsform verschiedene Hindernisse und Gefahren in sich birgt, gibt es hierzu schon jetzt Entscheidungen von verschiedenen Staatsministerien sowie Verweisungen auf frühere Gerichtsentscheidungen. Weitere Gerichtsentscheidungen oder auch Gesetzesänderungen werden aufgrund der Thematik mit Sicherheit folgen.

2.3. Medizinische Versorgungszentren in der Praxis

Im Folgenden sind verschiedene Beispiele möglicher MVZ zu sehen.

Abbildung a: Maxi MVZ (sehr viele Leistungserbringer)

Krankenhaus	Orthopäde	Anästhesist
Apotheke	Gynäkologe	Zahnarzt
Reha	Chirurg	Hilfsmittelerbringer

Abbildung b: Mini MVZ (1 Vertragsarzt & 1 Vertragsarzt, Gemeinschaftspraxis)

Urologe	Anästhesist

---

[8] Vgl. Hohmann/ Klawonn (2005), S. 9 ff.
[9] Vgl. www.dkgev.de

Abbildung c: Mini MVZ (Vertragsarzt mit *angestelltem* Arzt als MVZ)

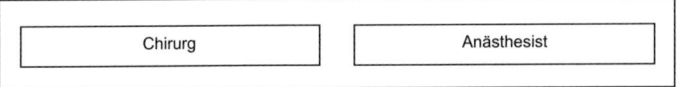

Abbildung d: Krankenhaus mit angestellten Ärzten

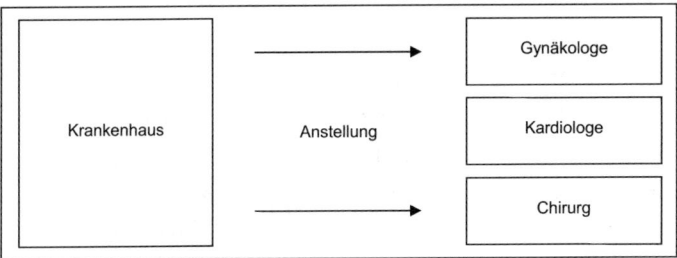

Abbildung e: Patientenorientiertes MVZ: zum Beispiel als „Kopfzentrum"[10]

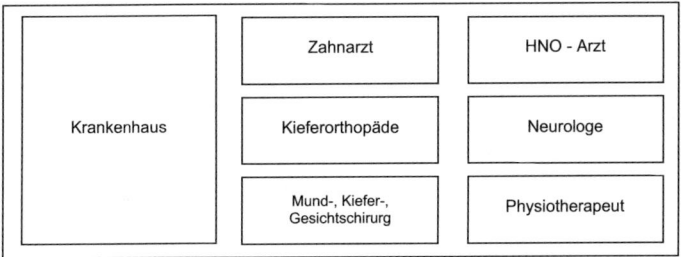

3. Beurteilung Medizinischer Versorgungszentren

3.1. Unterschied zu bisherigen Kooperationsformen

Der Vertragsarzt kann sich entweder in Konkurrenz zu anderen GKV - Leistungserbringern, gleichberechtigter Partner oder als medizinischer Unternehmer betätigen. Er
ist dementsprechend als Gesellschafter, also als Träger und Betreiber eines MVZ
unmittelbar an dessen Ertrag beteiligt. Im Gesellschaftsvertrag kann er sich Ein-
flussmöglichkeiten und Gestaltungsfreiheiten sichern, die er in seiner Einzelpraxis
nicht verwirklichen kann.

Die Arztanstellung ist beispielsweise in einem MVZ sehr viel einfacher als sie es in
einer Vertragsarztpraxis ist.

---

[10] Vgl. Hohmann/ Klawonn (2005), S. 4

9

Während ein Vertragsarzt nur jeweils einen Arzt ganztags oder zwei Ärzte halbtags im selben Fachgebiet anstellen darf, und zu dem auch in offenen Planungsbereichen und Fachgebieten der Jobsharing - Leistungsbegrenzung unterliegt, gilt das für MVZ nicht. Der Arzt eines MVZ beschäftigt die Ärzte nicht in seiner Vertragsarztpraxis sondern als Arbeitgeber im Rahmen einer Gesellschafterstellung.

Neben der Möglichkeit des Eintritts in ein MVZ steht es niedergelassenen Vertrags-ärzten frei, in sonstiger Weise mit den MVZ zu kooperieren, beispielsweise bestimmte Einrichtungen mitzunutzen.

Der Vorteil der Versorgungszentren liegt in der Kooperation unterschiedlicher Facharztbereiche untereinander, und auch mit nichtärztlichen Leistungserbringern, beispielsweise Apotheken (§129 Abs. 5b SGB V) oder häuslicher Krankenpflege.

Niedergelassene Ärzte haben die Möglichkeit der Abgabe der Zulassung an das MVZ. Dadurch kann ein MVZ auch in gesperrten Gebieten anwachsen.

Auch das Thema Werbung kann für die Gründung eines MVZ attraktiv sein, denn durch das erweiterte Leistungsspektrum unterliegt das MVZ, welches selbst kein Kammermitglied ist, anders als die dort tätigen Ärzte nicht der ärztlichen Berufsordnung[11].

3.2. Synergieeffekte

Durch ein strukturiertes Behandlungsmanagement der Ärzte untereinander werden Doppeluntersuchungen vermieden und verschriebene Arzneimittel besser aufeinander abgestimmt. Dadurch können die Kosten der medizinischen Versorgung gesenkt werden – so werden zum Beispiel Laborwerte in der Regel nur einmal erhoben oder Röntgenaufnahmen nur einmal aufgenommen. Ein weiterer Vorteil ist, dass sich Kollegen aus unterschiedlichen Fachrichtungen bei der Begutachtung von Patientinnen und Patienten austauschen können, und damit die Qualität der medizinischen Versorgung insgesamt verbessert wird.

Aber auch die Organisationsstruktur der Arztpraxen lässt sich effektiver und patientenfreundlicher gestalten. So kann zum Beispiel eine leitende Arzthelferin den Einsatz der Mitarbeiterinnen und Mitarbeiter, die ein gemeinsames Team bilden, im ganzen Haus koordinieren. Dadurch kann das Vertrauen der Patienten wachsen, die darüber hinaus von kürzeren Wartezeiten profitieren.

---

[11] Vgl. Hohmann/ Klawonn (2005), S. 15 ff.

3.3. Weniger Verwaltungsaufgaben - Mehr Zeit für Patienten

Im MVZ werden Verwaltungsaufgaben vom Träger der Einrichtung koordiniert. Ein Geschäftsführer übernimmt mit seinem Team die betriebswirtschaftlichen Belange für alle Ärzte im MVZ. Dadurch wird für den einzelnen Arzt das unternehmerische Risiko gesenkt und das medizinische Personal hat mehr Zeit für die Patienten[12].

4. Medizinische Versorgungszentren im Bezug zu Krankenhäusern

4.1. Krankenhäuser als Gründer

Die Krankenhauslandschaft leidet nicht erst seit Einführung der DRG's an chronischer Unterfinanzierung. Das EuGH-Urteil zum Bereitschaftsdienst und die Abschaffung des „Arzt im Praktikum" tun ihr Übriges und verstärken auch unter den Krankenhäusern die Wettbewerbssituation.

Es herrscht zwar auch nach Einführung der MVZ noch der Grundsatz, dass die stationäre und ambulante Versorgung getrennte Bereiche sind, jedoch besteht für ein Krankenhaus die Möglichkeit der Gründung eines MVZ. Dies bedeutet letztlich einen mittelbaren Zugang für Krankenhäuser zur ambulanten Versorgung. Es ist davon auszugehen, dass Krankenhäuser in den nächsten Jahren diesen Zusatzmarkt erschließen werden.

Es können zum Beispiel Betriebsgesellschaften gegründet werden, in die die Ausgliederung nichtärztlicher Versorgungsbereiche erfolgt (Personal, medizinisch-technische Geräte etc.) und anschließend eine gemeinsame Nutzungsüberlassung an das Krankenhaus und an das MVZ erfolgen. Theoretisch denkbar ist dies sogar für Ärzte, die dann sowohl im MVZ als auch im Krankenhaus angestellt sind. Allerdings gibt es hier – wie bereits erwähnt - noch berufsrechtliche Bedenken.

Sofern das Krankenhaus ein „eigenes" MVZ gründet, ist die Übernahme stationärer Patienten durch das MVZ möglich, die DRG – bedingt in die ambulante Versorgung verlagert werden müssen. Umgekehrt können ambulante Patientenströme über das MVZ in das Krankenhaus geleitet werden[13].

Als Beispiel können hier die HELIOS Kliniken GmbH genannt werden, die als einer der ersten Krankenhauskonzerne an drei Standorten Medizinische Versorgungszentren gegründet haben (in Jena, Gotha, Berlin-Buch).

---

[12] Vgl. www.die-gesundheitsreform.de
[13] Vgl. www.123recht.net

Die Entscheidung für ein MVZ gehört zu den Strukturentscheidungen, die für den Klinikträger von größter strategischer Bedeutung sind. Grundgedanke und Ausgangspunkt der folgenden Überlegungen ist die Abwägung, ob – und wenn ja - welche materiellen und immateriellen Chancen und Risiken mit einem MVZ insbesondere aus Sicht des Krankenhauses verbunden sind[14].

4.2. Bedarfsrechtliche Planungsschranken

Die bedarfsrechtlichen Planungsschranken des § 103 SGB V gelten auch für das MVZ. Ein Versorgungszentrum lässt sich nicht losgelöst vom Zulassungsrecht gründen. Für Fachgebiete, in denen Zulassungssperren angeordnet wurden, dürfen grundsätzlich keine MVZ gegründet werden. Daher ist es für ein Krankenhaus wichtig, frühzeitig sein Interesse an einem Engagement zu klären. Wie bereits erwähnt kann der als Vertragsarzt tätige Arzt seinen Vertragsarztsitz einbringen, und anschließend in einem Angestelltenverhältnis für das MVZ tätig sein. Ebenfalls kann ein Vertragsarzt auf seine Zulassung verzichten, um in einem MVZ tätig zu werden. In diesem Fall muss der Zulassungsausschuss die Anstellung dieses Arztes im MVZ genehmigen, auf das die Zulassung übergeht.

4.3. Einnahmeoptimierung

Mit dem EBM 2000 Plus werden seit dem 1. April 2005 die Kooperationsformen auf der Vergütungsebene durch höhere Ordinationsgebühren für ärztliche Kooperationen materiell belohnt, also „subventioniert". Hier muss sorgfältig beobachtet werden, ob es sich um Prämien handelt, die lediglich die Markteinführung fördern sollen, oder um Dauerlösungen. Bei Subventionen ist grundsätzlich Vorsicht geboten. Allein aus Subventionsgründen heraus ein MVZ zu gründen, kann sich leicht als Fehlentscheidung herausstellen, wenn die Regelung durch eine Gesetzesänderung wieder abgeschafft wird.

Nur aus dem Zusammenspiel passender Partner, und damit zusammenhängender Angebote, können auch Mehrerlöse für das MVZ und eine höhere Kundenbindung resultieren. Mehrerlöse können Resultat eines so genannten „Cross selling" sein. „Cross selling" ist eine Verkaufstechnik, die dem Kunden zu einem bereits gekauften Produkt ein weiteres, dazu passendes Produkt empfiehlt, und letztlich auch verkauft. Übertragen auf den Medizinbereich kommen zu ärztlichen IGeL-Leistungen unter

---

[14] Vgl. das Krankenhaus, S. 865

Umständen noch „passende" Leistungen zum Beispiel aus dem Bereich der Apotheke oder Krankengymnastik hinzu.

Auf dieses gemeinschaftliche Angebot kann dann unter einer „Marke" auch gemeinschaftlich geworben werden. Eine einheitliche Darstellung – Corporate Identity – hilft die Kunden (Patienten-) bindung zu festigen. Allerdings darf nicht übersehen werden, dass dies finanzielle Vorleistungen in erheblichem Umfang erfordert.

Die Gründung eines MVZ kann allerdings auch mit negativen Umsatzfolgen einhergehen. Dies wäre dann der Fall, wenn zum Beispiel ein Facharzt für Gynäkologie eine Überweisung an einen Radiologen vornimmt. Gehört der in Frage kommende, empfehlenswerte Radiologe einem MVZ an, mit dem zum Beispiel über das Krankenhaus ein anderer Gynäkologe assoziiert ist, muss der überweisende Facharzt befürchten, seine Patientin an das MVZ zu verlieren. Sich einem MVZ anzuschließen und sich damit eindeutig bei einer Kooperation zu positionieren, eröffnet somit nicht nur Chancen auf Einnahmeerhöhungen sondern auch Risiken im Sinn von wegfallenden Umsätzen[15].

4.4. Kostenoptimierung

Eines der am häufigsten genannten Motive zur Gründung eines MVZ ist die Verbesserung der Kostenstruktur. Hierbei sieht man, dass Kliniken durch eine angepasste Verschiebung von Kapazitäten eine gleichmäßigere und damit optimierte Auslastung erzielen können. Wie bereits aufgeführt, ist das konkrete Ziel aller am MVZ Beteiligten, die laufenden Betriebskosten durch die Nutzung von Synergiepotentialen dauerhaft zu minimieren. Man geht davon aus, dass Synergie- und damit Einsparpotentiale bei Fusionen im Volumen von 20 Prozent der Gesamtkosten vorhanden sind. In Krankenhäusern ist des Weiteren festzustellen, dass medizinische Großgeräte, deren Anschaffung sich in den Praxen kaum rentiert, von den Abteilungen des MVZ mitgenutzt werden können. Werden gemeinsame Investitionen in Personal und Technik vorgenommen, steigen mit der zunehmenden Zahl der Nutzer im Regelfall auch die Auslastungszahlen. Umgekehrt werden die Kostenbelastungen für den Einzelnen geringer. Das kann, muss aber nicht bedeuten, dass auch die Überschüsse bzw. Gewinne steigen.

---

[15] Vgl. das Krankenhaus, S. 868

4.5. Bisherige Erfahrungen

Die Gründung eines MVZ erscheint dem Grunde nach für die Krankenhäuser durchaus attraktiv, da sie ihr Leistungsangebot auf den vor- und nachgelagerten ambulanten Bereich erweitern können. Diese Einschätzung lässt sich inzwischen auch durch Zahlen belegen: Waren von den Ende 2004 in Deutschland zugelassenen 70 MVZ nur 11 Prozent von den Krankenhäusern gegründet worden, erhöhte sich dieser Anteil auf inzwischen 18 Prozent. Die Tendenz ist nach vorliegenden Prognosen weiter steigend.

Eine „me too" Mentalität beim MVZ könnte allerdings zu ähnlichen Seifenblaseneffekten führen, wie sie in den letzten Jahren bei den Internetauftritten zu beobachten waren. Reines Imitationsverhalten und aufgeregter Aktionismus („wenn Sie kein MVZ gründen, macht es Ihr Wettbewerber") werden der Gründung eines MVZ nicht gerecht.

Keinesfalls darf versäumt werden, den Sinn und den Nutzen einer MVZ-Gründung gründlich zu planen und zu überprüfen, ob die hierfür anzusetzenden finanziellen Vorleistungen zu einem attraktiven „Return on Investment" führen. Ein MVZ, das nicht zu mehr Umsatz und Ertrag führt, kann sich schnell als unnützer Ballast erweisen. Die Entscheidung für oder gegen ein MVZ muss aus medizinischen und gleichermaßen aus betriebswirtschaftlichen Gründen getroffen werden und in sich stichhaltig sein.

Ein sich selbst tragender Aufschwung zur Gewinnsteigerung, ist allein durch die Gründung eines MVZ aus betriebswirtschaftlicher Sicht für die Gesellschafter nicht garantiert. Perfektion und Innovation sind, wie in vielen anderen Fällen, auch beim Thema Versorgungszentrum im Gesetzgebungsverfahren nicht Hand in Hand gegangen. Daher bleibt festzustellen, dass häufig die Anzahl der offenen Detail-Fragen nur durch die Anzahl der noch nicht gestellten Fragen übertroffen wird. Erst wenn diese geklärt sind, kann eine abschließende Empfehlung gegeben werden[16].

5. Abschließende Betrachtung

5.1. Resonanzen

Die Resonanz auf die MVZ ist positiv. Seit In-Kraft-Treten der Gesundheitsreform im Januar 2004 wurden 209 MVZ rechtskräftig zugelassen (Stand: 09.11.2005). Weitere Anträge auf Zulassung liegen vor.

---

[16] Vgl. das Krankenhaus, S. 872

Auf Grund der hohen Nachfrage ist damit zu rechnen, dass die Zahl der MVZ in den kommenden Monaten weiter steigen wird[17].

5.2. Fazit

Ziel meiner Arbeit ist es einen Überblick zu dem Thema MVZ zu verschaffen. Da dies ein sehr weites Gebiet ist, konnten die meisten angesprochenen Themen nicht detailliert ausformuliert werden, da eine Vertiefung den Rahmen einer Seminararbeit sprengen würde.

Zum Schluss bleibt festzuhalten, dass das MVZ, unter Trägerschaft eines Krankenhauses unter DRG-Gesichtspunkten und sektorübergreifenden Vergütungsstrukturen, die notwendige und sinnvolle Ergänzung der Krankenhaustätigkeit im ambulanten Sektor ist.

Viele niedergelassene Ärzte werden in der heutigen wirtschaftlich angespannten Situation eine Anstellung in einem MVZ einer selbstständigen Tätigkeit vorziehen - diese Chance gilt es für die Krankenhäuser zu nutzen[18].

Ein MVZ wird dann erfolgreich sein, wenn es das vollstationäre Angebot des Krankenhauses sinnvoll ergänzt und so durch attraktive Angebote die Patienten der Region an sich bindet[19]. Nach einer Umfrage der Fachzeitschrift f&w planen bereits jetzt 28 Prozent der Krankenhäuser die Einrichtung eines MVZ innerhalb der nächsten zwei Jahre. Dies würde für Deutschland rund 500 krankenhausbetriebene MVZ bedeuten[20].

Die Veränderungen in der Versorgungslandschaft führen zu einem neuen Wettbewerb, bei dem es sicher nicht nur Gewinner geben wird[21]. Die damit verbundene Sorge, dass eine zu starke Ökonomisierung der Medizin eintritt, ist nicht von der Hand zu weisen. Für Krankenhäuser ist es dennoch kaum möglich die Option eines MVZ vollständig zu ignorieren.

Die Motive zur Gründung eines MVZ können sehr vielfältig sein; sicher ist nur eines: Wer in der Entwicklung stehen bleibt läuft Gefahr, vom Wettbewerb überrollt zu werden[22].

---

[17] Vgl. www.die-gesundheitsreform.de
[18] Vgl. Theilmann (2003), S. 527
[19] Vgl. Oberender (2004), S460
[20] Vgl. Lauterbach (2004), S. 256
[21] Vgl. Hartwig (2004), S. 13
[22] Vgl. www.123recht.net

Literaturverzeichnis

Deutsche Krankenhausgesellschaft: Medizinische Versorgungszentren gemäß §95 SGB, unter: http://www.dkgev.de/dkgev.php/print/1/cat/112/aid/740, am 25.11.2005

Hartwig, Rudolf (2004): Neuregelungen der Integrationsversorgung, in: Krankenhaus Umschau, Nr. 1/2004, S. 10-13

Hohmann, Jörg / Klawonn, Barbara (2005): Das Medizinische Versorgungszentrum (MVZ) – Die Verträge

Kuhlmann, Jens (2004): Neue Versorgungsmöglichkeiten für Krankenhäuser durch das GMG, in: das Krankenhaus, Nr. 1/2004, S. 13-18

Lauterbach, Karl (2004): Für welche Krankenhäuser lohnen sich Medizinische Versorgungszentren?, in: f&w – führen und wirtschaften im Krankenhaus, Nr. 3/2004, S. 254-256

Nass, Markus – Rechtsanwalt (2005): Gründung medizinischer Versorgungszentren (MVZ), unter: http://www.123recht.net/printarticle.asp?a=10897, am 25.11.2005

Oberender, Peter (2004): MVZ: Patienten binden – Erlöse sichern, in: f&w – führen und wirtschaften im Krankenhaus, Nr. 5/2004, S. 460-462

Redaktionsbüro Gesundheit, Ein Service des Bundesministeriums für Gesundheit: unter: http://www.die-gesundheitsreform.de, hintergruende_medizinische_versorgungszentren_v03_25112005, am 27.11.2005

Sozialgesetzbuch Fünf: Stand 1. Januar 2005

Theilmann, Martin (2003): Der Weg zur Integration ambulanter Leistungen im Krankenhaus ist frei, in: f&w – führen und wirtschaften im Krankenhaus, Nr. 6/2003, S. 526-527

Thomas, Axel (2005): Wann lohnt sich ein MVZ? Konzeption des Gesetzgebers und betriebswirtschaftliche Implikationen aus Sicht der Krankenhäuser, in: das Krankenhaus, Nr. 10/2005, S. 865-872